AF595737

RECHERCHES

HISTORIQUES ET NOSOLOGIQUES

SUR LES

MALADIES DÉSIGNÉES SOUS LES NOMS

DE

FEU SACRÉ, FEU SAINT ANTOINE, MAL DES ARDENTS

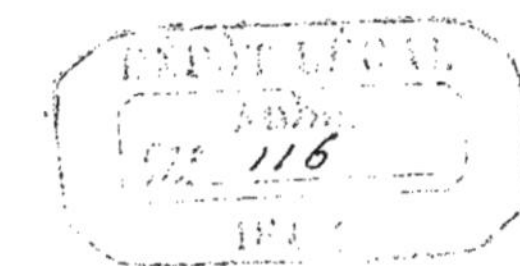

PAR LE Dr EUGÈNE BACQUIAS

MEMBRE RÉSIDANT DE LA SOCIÉTÉ ACADÉMIQUE DE L'AUBE
MÉDECIN ADJOINT DES HOSPICES DE TROYES

TROYES

IMPRIMERIE ET LITHOGRAPHIE DUFOUR-BOUQUOT
Rue Notre-Dame, 43 et 41

M DCCC LXV

RECHERCHES

HISTORIQUES & NOSOLOGIQUES

SUR LES MALADIES DÉSIGNÉES SOUS LES NOMS

de

FEU SACRÉ, FEU SAINT ANTOINE, MAL DES ARDENTS

L'intéressant mémoire de notre très-honoré Collègue M. l'abbé Coffinet (1) m'a donné le désir de rechercher quelles maladies ont été décrites sous les noms de *feu sacré, feu saint Antoine, mal des ardents*; permettez-moi, Messieurs, de vous exposer rapidement le résumé des connaissances positives acquises par la science sur ces maladies. Je terminerai cette communication par quelques considérations sur l'étiologie des épidémies, grave question soulevée dans le consciencieux travail de notre savant Collègue.

Les maladies les plus différentes par leur nature, par leur gravité et par leur marche, n'ayant qu'un caractère commun, — et encore ce caractère superficiel emprunté aux Latins (les Latins désignaient sous le nom de *feu*, les ma-

(1) Recherches historiques et archéologiques sur les attributs de saint Antoine.

ladies accompagnées d'ardeur, de rougeur, de douleur) s'applique-t-il à toutes les maladies inflammatoires légères ou graves, *une sensation de chaleur très vive* soit sur la peau, soit dans les viscères, — ont été appelées feu sacré, feu saint Antoine, mal des ardents; ainsi, on a noté : l'érysipèle, l'herpès zoster ou zona, l'anthrax, le charbon, une maladie extrêmement aiguë, nommée, par les auteurs du XIVe siècle, *pestis inguinaria*, peste qui prenait à l'aine, — enfin, une maladie chronique, douloureuse, qui se terminait, soit par la gangrène sèche des extrémités, soit par la mort.

L'étude de ces maladies a paru d'une telle importance à la Société royale de médecine que, dès la première année de sa fondation, en 1770, une Commission composée de de Jussieu, Paulet, Saillant et l'abbé Tessier, était chargée de rechercher 1° si toutes les maladies mentionnées sous le même nom par les anciens méritaient de le conserver; si celle, par exemple, qu'on a nommée le *mal des ardents* est la même que le *feu saint Antoine;* 2° si celle-là ne serait pas la *peste*, et celle-ci l'affection connue des modernes, sous le nom de *gangrène sèche;* 3° enfin, à quelle cause on peut raisonnablement attribuer cette dernière? J'emprunterai les éléments de la réponse à toutes ces questions, au remarquable mémoire publié dans le tome Ier de la Société royale de médecine.

1°. Feu saint Antoine.

On ne trouve, dans les auteurs de l'antiquité, aucune trace, aucune mention de ce qu'on appela plus tard le feu saint Antoine. Le plus ancien monument connu des effets sensibles du feu saint Antoine est la chronique de Frodoart sur l'année 945, « quantité de monde, tant à Paris qu'aux » environs, périt d'une maladie appelée le *feu sacré*, ou le

» *mal des ardents*. Ce mal les brûlait petit à petit, et enfin » les consumait, sans qu'on pût y remédier. » Les auteurs ne signalent, d'ailleurs, aucune circonstance particulière relative aux aliments, à l'air ou aux eaux. On sait seulement que cette maladie sévit dans le temps où Hugues, comte de Paris, faisait la guerre à Louis d'Outre-mer, et après les courses des Normands qui avaient plusieurs fois pillé et ravagé le territoire de Paris.

Rodolphe, dans son livre *de incendiis*, rapporte qu'en 993 il régnait une grande mortalité parmi les hommes; c'était, dit-il, un feu caché, *ignis ignotus*, « qui, dès qu'il » avait atteint un membre, le détachait du corps après l'a- » voir brûlé. »

Sigebert, en 1089, parle d'une attaque du *feu saint Antoine* (c'est la première fois qu'on trouve ce nom) : on l'observa dans la Basse-Lorraine. Il dit clairement que beaucoup de gens furent frappés de cette maladie, que les membres noirs comme du charbon se détachaient du corps, et que les sujets mouraient misérablement, ou traînaient une vie encore plus malheureuse, privés de pieds ou de mains.

On lit encore dans un manuscrit tiré des archives de l'abbaye de Saint-Antoine, qu'en 1039, « une ardeur mor- » telle fit périr beaucoup de monde et, de ceux qui survé- » curent, quelques-uns restèrent privés d'une partie de » leurs membres. »

Ce fut depuis cette époque, jusqu'au commencement du XIIe siècle qu'on nota, en France, les plus fortes attaques de cette maladie. C'était le temps de la plus grande ferveur des croisades, les guerres civiles continuelles et les courses des Normands rendaient le nord et le centre de la France le théâtre d'une infinité de misères de toutes espèces, les champs et l'agriculture étaient abandonnés. Mézeray raconte qu'en 1096 *le pain qu'on avait fait dans le comté de Namur parut d'un rouge de sang*, ce qui pouvait provenir, ajoute l'historien, *d'une sorte de faux blé* qu'on appelle *rougeole* dans les campagnes, et qui donne une couleur rouge au pain. Je signale à votre attention cette observation, elle est extrêmement importante.

Presque toute la France, et le Dauphiné en particulier, se ressentit de cette maladie, ce qui détermina le pape Urbain II à fonder l'ordre religieux de Saint-Antoine, dans le but de secourir les malheureux atteints de cette maladie, et à choisir Vienne en Dauphiné pour le chef-lieu de cet ordre. — Vingt-trois ans avant cette fondation, le corps de saint Antoine avait été transporté de Constantinople à La Mothe-Saint-Didier. — Les maisons de cet ordre servaient d'hospices ou d'hôpitaux aux victimes de cette maladie, on voit, dans la Satyre Ménippée qu'on teignait en rouge, couleur de feu, la porte de ces monastères. Rabelais, livre II, chapitre 30 de Pantagruel, parle d'une muraille « en laquelle estoyt painct le feu de saint Antoine. »

Jusqu'ici, on n'a recueilli que des récits vagues de ce mal, nous avons cru devoir passer sous silence tous les faits merveilleux, pour nous borner aux faits physiques, les seuls qu'il nous convienne de discuter. La première description précise et détaillée des symptômes est celle d'Hugues de Fleury : il dit, dans sa chronique, que le feu saint Antoine brûle les membres ou le corps avec des douleurs intolérables.

L'effet de *cette maladie de langueur* est tel que, sous une peau livide, elle consume les chairs, en les séparant des os, et prenant « plus de force *avec le temps,* cause une augmentation de douleur et d'ardeur qui font, pour ainsi dire, mourir les malades à chaque instant. Mais, cette mort qu'ils désirent, n'arrive que lorsque ce feu, après avoir ravagé les extrémités, attaque les organes de la vie. Ce qu'il y a de surprenant, c'est qu'il agit sans chaleur et qu'il pénètre d'un froid glacial ceux qui en sont atteints, au point que rien ne peut les échauffer. Et, ce

» qui est encore plus étonnant, c'est qu'à ce froid mortel » succède une si grande chaleur dans les mêmes parties » que les malades y éprouvent de plus tous les accidents » du cancer. »

Si je recherche l'interprétation de ces symptômes, je constate une période inflammatoire à laquelle succède la gangrène caractérisée par le refroidissement du membre, et enfin, la réaction nécessaire à l'élimination de la partie sphacélée.

On croyait généralement, dans le XIe et le XIIe siècle, que les malades conduits à l'abbaye de saint Antoine, où reposent les cendres de ce saint, étaient guéris en sept ou neuf jours. Ce bruit, répandu en Europe, attirait à Vienne, de tout pays, un grand nombre de malades dont la plupart y laissaient un membre. En 1702, on voyait encore dans cette abbaye des membres desséchés et noirs, déposés comme témoignage de la guérison miraculeuse. — « Tous les malades non guéris au bout de neuf jours mouraient; la » peau, la chair et les os des membres qui avaient été atteints ne se rétablissaient jamais, mais les parties qui » avaient été épargnées restaient parfaitement saines avec » des cicatrices si bien consolidées, qu'on voyait des gens » de tout âge et de tout sexe, les uns privés de l'avant-bras » jusqu'au coude, d'autres de tout le bras jusqu'à l'épaule, » enfin, d'autres privés d'une jambe et de la cuisse jusqu'à l'aine, jouir de la santé et de la gaîté de ceux qui » se portaient le mieux. »

En 1128, on observe dans le Soissonnais une maladie désignée sous le nom de *feu sacré*. — En 1140, parut, à Paris, une maladie que les médecins appelaient *feu sacré*, « prenant » les personnes aux parties honteuses, etc. »

Toutes ces relations, dont il serait inutile de poursuivre l'énumération, établissent 1° que le feu sacré avait le plus souvent une *marche lente*, puisque les malades pouvaient être transportés en Dauphiné, des extrémités de la France, et même des pays étrangers ; 2° que cette affection douloureuse se terminait soit par la perte d'un membre, soit par la perte de la vie ; 3° que le nombre le plus considérable de malades réunis a été de 600, et que, bien que ce mal fût très-formidable, on ne trouve dans aucune des chroniques où il est mentionné *une mortalité bien considérable ;* 4° enfin, que ce fléau sévissait dans les temps malheureux et n'atteignait que les misérables.

Pendant tout le moyen-âge, le feu saint Antoine fut regardé comme un instrument de la vengeance divine ; alors les maladies étaient des châtiments infligés par Dieu aux coupables, ou des épreuves auxquelles il soumettait ses élus.

En conséquence, les seules ressources, pour conjurer les effets de la colère ou de la bonté célestes, étaient des pèlerinages, des donations pieuses, l'apposition des reliques, etc. Mais après la renaissance des lettres et des sciences, on n'admit plus aussi généralement que les fléaux et les maladies étaient des effets providentiels, et on rechercha avec soin quelles pouvaient en être les causes physiques. Dès les années 1596 et 1597, les habitants de la Hesse, ayant été fort maltraités par le feu saint Antoine, les médecins de Hambourg attribuèrent cette gangrène à l'usage d'un pain dans lequel il entrait du *seigle corrompu* (dit ergot en Sologne). Cette altération du seigle et du blé s'observe dans les années humides et dans les pays marécageux. — En 1630, Thuillier attribue à la même cause les ravages produits en France *par la gangrène.*

L'ergot régna d'une manière épidémique dans le Vogtland en 1648, en France et en Angleterre en 1674 et 1675. Willis en donne une description, ainsi que Jean-Conrad Brunner (*Ephém. natur. curios. dec. III*, ann. 2°, page 224), qui l'attribua au seigle ergoté. Charles-Nicolas Langs en publia une histoire fort détaillée (*Descriptio morborum ex usu clavorum secalinorum campaniæ,* in-8°, Londres, 1717).

C'est alors que les compagnies savantes s'emparèrent de la question. En 1672, Perrault rendit compte à l'Académie des sciences de ce qu'il avait constaté : en Sologne, le seigle ergoté mêlé à la farine *faisait tomber les doigts,* sans produire de fièvre. En 1674, Bourdelin rapporta de Montargis le même jugement. Enfin, l'Académie chargea Dodart de vérifier les faits; Dodart confirma les observations de Perrault. Son rapport, publié dans le *Journal des Savants*, donna l'éveil à tous les observateurs de l'Europe. En 1710, une gangrène reconnaissant la même cause fut signalée dans l'Orléanais et le Blésois. Voici les faits recueillis par Noël, chirurgien de l'Hôtel-Dieu d'Orléans; ils sont en concordance parfaite avec les relations des xe et xie siècles : « Depuis plus d'un an, il était venu à l'hôpital plus de cinquante personnes, tant hommes qu'enfants, affligés de gangrène sèche, noire, livide, qui commençait toujours par les orteils, se continuait plus ou moins et quelquefois gagnait jusqu'au haut de la cuisse; à quelques-uns, la gangrène se séparait naturellement, et sans qu'on y eût rien fait; quatre ou cinq étaient morts après l'amputation de la partie gangrénée, parce que le mal avait continué de monter jusqu'au tronc. »

Jean-Antoine Scrine, médecin de Wurtemberg, et Burghart, ont laissé une relation de l'épidémie qui régna en Silésie, en 1736 ; ils l'attribuèrent au seigle ergoté.

En 1741-1742, Rosen de Rosenstem rapporte à la même cause l'épidémie qu'il observa dans le Brandebourg et le Holstein.

Mulcaille a fourni une des meilleures descriptions de l'ergotisme gangréneux qu'il observa dans le Gâtinais ; il accuse le seigle ergoté de l'avoir déterminé. (*Mém. de l'Académie des Sciences*, ann. 1748.

Salerne s'attacha à démontrer que l'ergot est la cause de la gangrène; il fut conduit à ce résultat et par des expériences et par l'observation des faits. La peinture animée qu'il fait des habitants de la Sologne prouve combien est grande l'influence des lieux bas et marécageux de cette contrée. (*Mém. de l'Acad. des Sc.*, tome II, page 155.)

S'il pouvait rester quelque incertitude sur la parfaite ressemblance de la gangrène consécutive à l'ingestion de pain mélangé de seigle ergoté, avec la maladie désignée, dans le XIe et le XIIe sciècle, sous le nom de feu saint Antoine, j'extraierais, du travail déjà cité de Paulet, Saillant, de Jussieu et l'abbé Tessier, la description suivante empruntée à un mémoire de Lecomte, médecin de l'abbaye de Saint-Antoine du Viennois : « Il régnait en 1709, dans le Dau- » phiné, parmi les pauvres paysans qui avaient souffert de » la misère, une maladie qu'on conjecturait être le feu » saint Antoine, à cause de la ressemblance qu'elle avait » avec celle qu'on avait vu naître dans le XIe ou le XIIe siè- » cle, dans la même province. »

« Elle diffère, ajoute-t-il, de la gangrène ordinaire, en » ce que ses progrès sont plus lents, puisqu'elle est quelque- » fois cinq ou six mois avant de gagner les parties internes » et de causer la mort. Les malades ne cessent pas de rem- » plir leurs fonctions ordinaires avec facilité, mais ils sen- » tent un feu dévorant au centre de la partie malade, qui » les brûle et y cause des douleurs intolérables, pendant » que l'extérieur est plus froid que la glace. Les remèdes » qu'on emploie dans la gangrène ordinaire ne réussissent » point dans celle-ci. La partie malade finit par devenir » livide et sans sentiment lorsqu'on la coupe, enfin noire » et sèche comme si le feu y avait passé, et les chairs ne » tombent point en pourriture. Il semble que les parties » vives se séparent des mortes. » Lecomte attribue cette maladie *aux mauvais aliments dont le peuple s'est nourri.* Il ajoute qu'en séparant le mort du vif, et en employant un traitement méthodique, le mal devient traitable, mais le plus sûr est le vœu qu'on fait à saint Antoine.

Gassoud, médecin de la même province et de la même

abbaye, en 1710, attribue la maladie régnante à la guerre, au dérangement des saisons, à la disette des fruits et des grains ; aussi, remarque-t-il, elle n'atteignait que les manouvriers, les paysans et les mendiants, qui avaient été contraints, pour éviter la mort, par une extrême famine, de se nourrir de pain fait de farine de gland, de pépins de raisin, de racines de fougère, et de toutes sortes d'herbes crues ou cuites, sans sel et sans autre assaisonnement.

Toutes ces fâcheuses conditions ne se sont-elles pas trop souvent reproduites pendant la triste période du moyen-âge, pour ne pas rendre compte de la fréquence de la maladie qui nous occupe ?

Le feu saint Antoine, *c'est l'ergotisme gangréneux*, maladie endémique, dont le développement est favorisé par l'humidité et par toutes les causes qui tendent à altérer la qualité des grains ; on le voit sévir dans les pays marécageux, lorsque le temps a été humide et malsain, aux époques de guerre et de disette, où la nécessité condamne les malheureux à se nourrir de farine de mauvaise qualité, altérée par l'ergot de seigle ; pour rendre la démonstration de ce fait évidente et incontestable, on a donné à des cochons et à d'autres animaux de l'ergot de seigle mélangé à leurs aliments, et les phénomènes observés sur les animaux sont identiques avec ceux que présentent les hommes atteints d'ergotisme. La queue, les oreilles et les pieds des quadrupèdes, et le bec des oiseaux ne tardent pas à devenir froids et à se gangréner ; une oreille tomba chez un cochon qui avait mangé une grande quantité d'ergot ; on observa seulement des taches livides sur celles des deux autres. La gangrène était bornée par une ligne rouge chez quelques-uns ; l'un d'eux perdit successivement l'extrémité de la queue et un des pieds ; la carie s'étendait jusqu'aux os. (*Mém. sur les effets de seigle ergoté,* Tessier et *Mém. de l'Académie royale de médecine*, années 1777 et 1778, p. 587.)

2°. Mal des ardents.

Qu'était le mal des ardents? Mézeray le dit : c'était une *peste* qui prenait le plus souvent dans l'aine, c'était le *bubon pestilentiel*; ainsi Grégoire de Tours désigne l'épidémie qui ravagea les Gaules dans le ve siècle, maladie qui produisait des bubons, des charbons, des pétéchies et autres exanthèmes, parfois des gangrènes qui atteignaient les extrémités et les faisaient tomber *comme le feu saint Antoine* (la peste d'Athènes, 419 avant J.-C.). Le plus souvent la peste était accompagnée d'une fièvre très-aiguë; elle s'étendait avec une extrême rapidité et faisait périr, dans certaines épidémies, en quelques heures, par suite d'un état comateux, *peste foudroyante*. La mortalité s'est élevée ordinairement à la moitié, aux deux tiers ou même aux six septièmes des habitants. En 1348, Avignon compte 60,000 victimes; en 1607, Milan perd 160,000 citoyens, et Venise 94,236 en onze mois, etc. En 1771, Moscou perdit 70,000 habitants sur 150,000. — Parmi tant de morts, dit Martens, en parlant de la peste de Moscou, « *je ne sache* » *que* 3 *gentilshommes qui aient été attaqués, très-peu de* » *bons bourgeois et seulement* 300 *étrangers du plus bas* » *étage; tout le reste était du petit peuple russe.* » (Martens, *Traité de la peste*, page 40.) Enfin, la peste égyptienne de 1708 aurait enlevé 200,000 hommes dans le court espace de cinquante jours. (Pariset, *Mémoire sur les causes de la peste*, *Annales d'hygiène publique*, tome VI, page 303, 1831.)

CONCLUSIONS.

En résumé (laissant de côté l'érysipèle et le zona, affections qui ne sont qu'exceptionnellement graves, et dont les symptômes et la marche sont connus de tout le monde), on a confondu sous les noms de feu saint Antoine, de feu sacré, de mal des ardents, deux maladies très-différentes et par leurs symptômes, et par leur marche, et par leur gravité ; ces maladies reconnaissent l'une et l'autre des causes physiques évidentes. — Le feu saint Antoine, c'est la gangrène sèche, l'ergotisme gangréneux, maladie qui a pour cause prédisposante la misère, une alimentation insuffisante; et, pour cause occasionnelle, la présence de l'ergot de seigle dans le pain (l'ergot est un champignon qui s'attache au seigle); de même la pellagre est due, d'après les travaux de Balardini, Costallar, Roussel, au *verdet*, parasite épiphytique qui se développe sur le maïs altéré. — Le feu saint Antoine est, dans le plus grand nombre de cas, une maladie chronique, entraînant plus souvent la perte du membre atteint que la mort du malade.

Le mal des ardents, c'est la *peste noire*, caractérisée par une marche très-aiguë, par des bubons aux aines, aux aisselles, par des charbons, par une fièvre très-violente, le coma ou le délire, et par une mortalité effrayante.

3°. Considérations générales sur l'étiologie des épidémies, de la peste en particulier.

Ces études, heureusement, n'ont plus guère aujourd'hui qu'un intérêt historique : en effet, si jusqu'ici la science n'a pu pénétrer les causes générales des épidémies, pour s'être restreinte à la recherche des conditions dans lesquelles les épidémies se développent, à l'examen des circonstances qui favorisent leur marche, la science ne rend pas moins d'immenses services. D'ailleurs, par la découverte de la vaccine, la médecine a supprimé une des épidémies les plus fréquentes et les plus fâcheuses.

M. Aubert (*de la prophylaxie générale de la peste*, Paris, 1843) a établi des faits importants : 1° dans tous les temps et dans tous les lieux, la peste a reculé et disparu devant la civilisation ; 2° elle est revenue avec la décadence et la barbarie; partout les mêmes causes ont produit les mêmes effets. M. Aubert montre que de 1491 ans avant J.-C. jusqu'à 203 de notre ère, c'est-à-dire pendant 1754 ans, l'Egypte a été exempte de pestes, parce qu'elle était placée à un haut degré de civilisation, et qu'elle s'occupait de l'hygiène publique et privée. Alors la civilisation entre en décadence, les mesures hygiéniques sont négligées ou abandonnées, et l'an 263 de notre ère, la peste éclate à Alexandrie. Après 356, on renonce aux embaumements, les morts sont enterrés dans les églises, sur les places publiques, dans les maisons; quelques pouces de terre à peine les recouvrent; la plus horrible malpropreté souille les maisons particulières, les rues, les cités, etc. Et, en 542, éclate une épidémie qui ravage le monde. — Pendant onze siécles la Grèce ne connaît pas la peste ; dans le XVIe siècle, elle devient la proie des Turcs qui y portent la misère et la dévastation ; la peste apparaît et y reste endémique. — En Italie, la peste exerce d'horribles ravages depuis 500 avant J.-C. jusqu'en 300, alors que les Romains, occupés de guerres intestines ou lointaines, sont étrangers à toute civilisation; la civilisation étrusque et grecque pénètre dans l'Italie, et les épidémies deviennent de plus en plus rares ; on compte dix pestes de 500 à 400 ; on n'en compte qu'une dans le siècle qui précède l'ère chrétienne. L'invasion des barbares, en détruisant l'empire romain, fait de l'Europe un vaste foyer de peste, et celle-ci suit pas à pas la civilisation. Le XIVe siècle compte neuf pestes, le XVe n'en compte que six, parce que les sciences et les lettres renaissent ; le XVIe en compte treize, parce que le mouvement civilisateur imprimé par les croisades, l'émancipation des communes, la renaissance des lettres et des arts est arrêté par nos guerres religieuses qui ramènent les malheurs et la misère. La civilisation reprend sa marche progressive, et on compte cinq pestes dans le XVIIe siècle, une dans le XVIIIe. Depuis 1720, jusqu'à aujourd'hui, la peste ne se montra plus. (*Compendium de médecine pratique,* tome VI, page 436.) — Ainsi, partout la peste a été prévenue par la civilisation, et par civilisation nous entendons le développement de l'agriculture, de l'industrie, de la science et de l'hygiène.

Etudiant la question générale des épidémies, l'illustre et regrettable Villermé est arrivé, par ses savantes recherches statistiques, aux mêmes conclusions : 1° les épidémies diminuent de fréquence et d'intensité dans tous les pays qui, de la barbarie ou de l'ignorance, passent à l'état de civilisation, ou d'une civilisation imparfaite à une civilisation perfectionnée ; 2° les classes misérables en sont beaucoup plus souvent atteintes et, par suite, beaucoup plus souvent victimes. — En conséquence, tout ce qui tend à diminuer la misère, à assainir le pays et les habitations, à répandre le bien-être et l'instruction, a pour résultat certain de diminuer la fréquence des épidémies et le nombre de leurs victimes.

Enfin, si nous considérons la vie humaine dans sa durée, nous constatons ce résultat satisfaisant dû sans nul doute en partie aux sages mesures d'hygiène publique et privée réclamées par la science, et aux efforts incessants de la médecine, que proclamait, il y a deux jours, à l'Académie de médecine, M. le Ministre de l'instruction publique. « La vie moyenne, en France, depuis un demi-siècle, » s'est allongée de douze ans ! » Dissiper les ténèbres, détruire l'ignorance et les préjugés, répandre partout et sur tous la lumière et les connaissances positives, favoriser le libre développement des facultés physiques et morales, c'est améliorer l'individu, en même temps qu'élever la digue la plus solide contre tous les fléaux.

Troyes, le 18 décembre 1863.

Extrait des Mémoires de la Société Académique de l'Aube.
Tome XXVIII, 1864.

www.ingramcontent.com/pod-product-compliance
Lightning Source LLC
LaVergne TN
LVHW050517160826
845677LV00003B/1178
* 9 7 8 2 3 2 9 6 2 6 5 5 0 *